DISSERTATION

SUR LES MAUVAISES ET PERNICIEUSES QUALITEZ DU CUIVRE

Employé pour la Construction des Ustenciles qui servent à l'Usage de la Cuisine, & de la
PHARMACIE,

ET

Des bonnes & Salutaires Qualitez DU FER,

QU'ON DOIT LUI SUBSTITUER POUR LE MEME USAGE,

Par Feu M. BRISSEAU Docteur & premier Professeur en la Faculté de Medecine de l'Université de Douay.

PROFESSEUR D'ANATOMIE ET DE BOTANIQUE,

Consel. Medecin Major des Hopitaux du Roy, & Medecin ordinaire de Feu son Altesse Royale
Monseigneur le Duc de BERRY.

A TOURNAY

Chez JOVENAU, Imprimeur & Libraire sur la Grand'Place 1745.

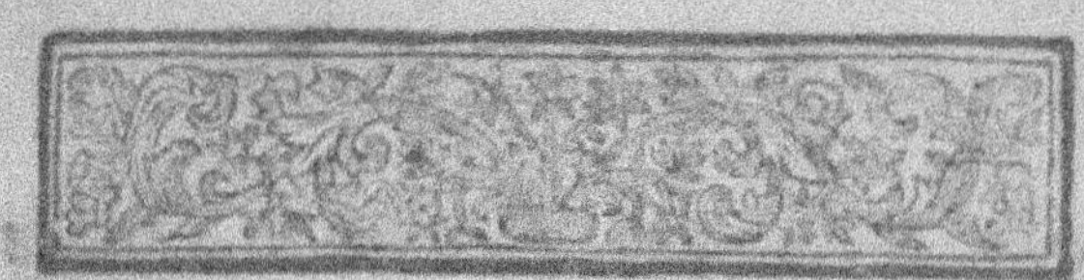

A MONSIEUR

HELVETIUS

Conseiller d'Etat ordinaire, prémier Medecin de la Reine, Inspecteur Général des Hopitaux Militaires & de l'Academie Royale des Sçiences.

MONSIEUR

L'*Estime & l'Amitié particulieres dont vous a-*

vez Honorés Feu mon Oncle
BRISSEAU Profeſſeur Pri-
maire de la Faculté de Medecine en l'Univerſité de Douay
& Medecin des Hopitaux du
Roy en cette Ville, & l'Ap-
probation que vous avez donnée à une de ſes Diſſertations
ſur l'Uſage du Fer préférable
à celui des autres Metaux pour
ce qui doit ſervir au Corps
Humain, m'engagent à vous
offrir ce petit Ouvrage, à la

DEDICATOIRE.

Composition duquel il a employé les derniers tems de sa Vie. Il suffit MONSIEUR que vous l'ayez approuvé pour que je ne risque rien de le donner au Public : un Suffrage de ce Poids est un sur garand du mérite de la Pliéce & d'un autre côté l'utilité des observations qui y sont contenuës me fait esperer qu'elle en sera bien reçuë, vous avez bien voulu me permettre MONSIEUR

EPITRE DEDICATOIRE.

de mettre vôtre Nom à la tête de cette Dissertation ; c'est une grace que j'attribuë à la continuation de vôtre bien-veillance pour la Mémoire de celuy que vous avez estimé pendant sa vie, & pour ceux qui luy ont appartenus, à laquelle je seray sensible & reconnoissant pendant tout le cours de la mienne.

J'ai l'honneur d'être avec une parfaite considération

MONSIEUR

Vôtre très-humble & très-obéïssant Serviteur B. F. BRISSEAU Prêtre Licencié és Loix.

PRÉFACE

L'Indolence naturelle a l'homme & sa trop grande crédulité a se persuader trop aisément, touchant les faits les plus interressans souvent hazardés & sans preuves par nos predecesseurs, sont cause que les Arts, les Sciences & particulierement la Medecine, on fait si peu de progrès pendant tant de Siecles.

Le Cuivre par exemple qui est l'objet principal de cette Dissertation, & qui vrai-semblablement a été connu des les premiers temps, comme on en peut juger par les Medailles qui font les plus anciens & les plus fûrs monumens du long employ de ce Metal, & du fecret qu'on avoit deja trouvé d'en faire des alliages avec d'autres matieres, afin de le rendre plus brillant, ce que nous reconnoiffons dans quelques unes de celles qu'on conferve & qui approchent par leur beauté de celle de l'Or.

Qu'on parcoure tous les ouvrages des plus anciens Medecins depuis Hipocrate qui vivoit 460 ans avant J. C. on n'y trouvera rien, non plus que dans ceux des modernes, qui indiquat ou put faire foupçonner dans le Cuivre aucune

PREFACE

de ces mauvaiſes & pernicieu-
ſes qualitez, lors qu'il eſt mis
en uſage pour la conſtruction
des Uſtenciles de Cuiſine & de
Pharmacie, quoy que cette
connoiſſance nous paroiſſe ſi
aiſée, & qu'elle ſe démontre
pour ainſi dire par elle même
& a deſcouvert par ſes effets:
car le Bouillon s'eſt toujours
aigri lors qu'on le laiſſoit refroidir dans une Marmire de
ce metal, & les Viandes qu'on
y apprétoit par leurs moyens
y ont de même contracté le
gout d'airain.

Ce que je trouve en cecy
de plus étonnant eſt que nos
devanciers ayant parfaitement
connu que le verd de gris étoit

une production du Cuivre , &
l'ayant rangé au nombre des
poiſons , on ait cependant con-
tinué juſqu'a preſent a le ſervir des mêmes Uſtenciles avec
la même ſécurité.

Le premier qui s'eſt aviſé
d'incruſter d'une couche d'e-
tain les Marmites & les Caſſe-
roles de Cuivre , avoit ſans
doute reconnu par experience,
que ce metal altéroit conſide-
rablement & corrompoit même les alimens qu'on y apprétoit ſur tout lors que ces uſtenciles n'étoient pas Eſtammées
& qu'après cette operation ils
en étoient en quelque façon
garantis ; cette belle & heu-
reuſe invention ne devoit elle

pas seule & sans autre preuve
désiller les yeux a tout le monde & faire juger de la nature
de la cause par ses effets.

Je ne suis plus si surpris que
je l'etois autre fois lors que je
commencois a travailler a l'A-
natomie de ce que la circula-
tion du sang avoit été ignorée
pendant tant de siecles, quoi
que rien ne parut si evident &
si aisé a démontrer, & que la
nature elle même nous faisoit
pour ainsi dire toucher du
bout des doigts. C'est par hazard, qu'Harvée, qui ny pen-
soit pas, fit cette importante
découverte en travaillant sur
un cœur, ou il examinoit avec
attention la structure & la dis-

pofition des Valvules de fes deux Ventricules & celles des deux groffes Arteres , qui y aboutiffent , il reconnut dans l'inftant la neceffité du paffage du fang par les Arteres qui le diftribuent du centre a la Cir-conférence , & de fon retour par les Veines qui le verfent de nouveau dans le Cœur , comme au Centre commun de tous les Vaiffeaux Sanguins.

Si on faifoit la recherche de ce qui a donné lieu aux plus Fameufes & Curieufes découvertes faites dans le Siécle paffé ou le précedent , on reconnoîtroit que le hazard y a très - fouvent plus de part que toute autre chofe ; le Mi-

PREFACE

croſcope par exemple, le Té-
leſcope & la Machine du Vui-
de , que nous appellons Pric-
matique , de l'invention du
fameux M. Boyle , ne doivent
leur naiſſance qu'aux Jeux des
Enfants ; & la découverte que
je fis en 1705 du Siége de la
Cataracte dans le Criſtalin ,
qui a fait beaucoup de bruit
parmi les Sçavans en Opti-
que , & qui leur paroiſſoit
comme un Paradoxe inouï ,
ne vient que d'un coup d'Aiguile que je donnay en paſ-
fant, & fans nulle autre inten-
tion que celle de curioſité ,
dans l'œil d'un Cadavre qu'on
alloit mettre en Terre ; y aïant remarqué une Cataracte
bien formée , je l'abbatis fans

peine, & ayant ouvert le même œil un inſtant après l'O-
pération, je reconnus qu'au
lieu d'une Membrane que je
croyois y trouver, j'avois ab-
batu par le moyen de mon
Aiguile le Criſtalin qui étoit
devenu Opaque.

Ainſi on ne doit pas être infiniment ſurpris que nous ayons
ſuivi l'exemple de nos Peres,
en nous ſervans comme eux
d'Uſtenciles de Cuivre pour
la Cuiſine & la Pharmacie,
ſans porter nos idées plus loin
ſur cet abus général, que l'experience journaliere nous manifeſtoit; & il y a bien de l'apparence que nous ſerions reſtez
encore long-temps dans cet

PREFACE

aveuglement sans Monsieur de
la Fosse Escuier premier Chirurgien de la Reine, ordinaire
du Roy & Inspecteur general
des Hôpitaux Militaires qui à
donné lieu à la découverte
qu'on vient de faire par l'éta-
blissement de ces belles Marmites de Fer fondu de son
invention & qui luy ont atti-
ré mille loüanges qu'il méri-
toit par rapport au bien du
service ; car depuis ce temps
là on ne se plaint plus comme
on faisoit ci-devant du mauvais goût du Boüillon & de
la Viande que ces Alimens
contractoient dans les Marmites de Cuivre, & dont on
imputoit la faute en partie à
l'Entrepreneur de ce qu'il ne

les faiſoit pas Eſtammer aſſez ſouvent, & à la négligence du Cuiſinier de ne les pas bien nettoyer d'abord qu'il s'en étoit ſervi.

Ce ne fut que l'Année derniere que ſe fit ce nouvel établiſſement dans l'Hôpital de Doüay, & dont je fus charmé de la réuſſite, d'autant plus que j'étois aſſez prévenu contre l'uſage de ces Marmites, par de fauſſes expériences qui m'avoient ſéduit, je ne fus pas long-temps à tirer cette conſéquence qui n'a point de replique, que puiſque les Boüillons & la Viande cuitte dans une Marmite de Cuivre y con-

trac-

tractoient de mauvaises qualitez, que par une suite né-
cessaire, ce mal devoit augmenter à mesure du temps
qu'on employoit à transpor-
ter ces Alimens dans d'autres
Vaisseaux de ce même Metal,
& ou ils avoient tout le loi-
sir de se refroidir & de s'y aigrir
avant que toute la distribution
en fut faite dans un grand Hôpital rempli de Malades, je
n'eus nulle peine à persuader
l'Entrepreneur de cette verité
si visible par elle même, afin
de luy faire changer tous les
autres Ustenciles de Cuivre à
l'usage de la Cuisine en ceux
de Fer battu, ce qu'il exécuta
en fort peu de temps ; d'autant plus qu'il y trouvoit son

compte ; parce que le prix de
ceux-cy n'eſt pas de moitié de
celuy des prémiers ; je ne tar-
day pas long-temps a tirer la
même conſéquence à l'égard
des Uſtenciles de Pharmacie,
& je craignis d'abord de n'y
pas réuſſir, n'étant pas accoû-
tumé au Goût des Remedes
comme à celuy des Viandes,
& pour cet effet je pris deux
Cocquemars de même gran-
deur, l'un de Cuivre & l'autre de Fer battu, je commen-
çay mes Opérations par les
plus ſimples, ſçavoir par les
tiſannes, les infuſions & les
decoctions que j'avois expoſé
au même degré de chaleur &
que je retiray en même temps
du feu, & il nous fut fort aiſé

de reconnoître & de diſtin-
guer ſans avoir vû verſer la
Tiſanne boüillie dans le vaiſſeau de Cuivre qui avoit toûjours un goût déſagréable ,
d'avec celle faite dans celuy
du Fer, ſans s'y tromper , nous
remarquaſmes la même choſe
à l'égard des autres prépara-
tions plus compoſéz , & pour
leſquelles on s'étoit ſervi de
differentes voyes comme on
le verra plus en détail dans
cette Diſſertation.

Quoy que je fus fort con-
tent de toutes mes Opérations
qui me confirmoient de plus
en plus la malignité du Cuivre , je ne l'étois cependant
gueres touchant la connoiſ-

fance de la caufe effentielle
& immédiate à laquelle on devoit attribuer ces differents
effets , & pour y parvenir je
me remis fur les voïes , & je
me fervis de celle des mélanges des Liqueurs , qui eft proprement la Pierre de touche ;
je verfay deffus ces Remedes
la Teinture de Noix de Gal-
le , le Syrop Violat , celuy de
Rofes rouges , les efprits aci-
des & Volatils , ce qui ne me
reuffit pas & ne me donna pas
de plus grands éclairciffemens
fur ce que je cherchois , enfin
fortant un jour d'affez bonne
heure de la Salle des Malades ,
& n'ayant aucune affaire pref-
fée , je m'avifay de faire battre
& mettre en poudre dans un

Mortier de Bronze pluſieurs
Drogues dures telles que les
Pierres précieuſes ordinaires,
& dont j'en mis une pincée
de chacune dans pluſieurs verres bien rincés, & y ayant verſé ſur les unes de l'Eau Forte
& ſur les autres de l'Eſprit de
Sel Armoniac, on y remarqua
dans le moment un mouve-
ment conſidérable dans la Liqueur ſuivi d'un changement
de couleur, qui nous ſurprit
& nous fit en même temps
beaucoup de plaiſir, prévoy-
ant dès lors que nous trou-
vions ce que nous cherchions
depuis quelque temps avec
beaucoup de ſoin, pour nous
en convaincre tout à fait, je
fis battre ces mêmes Drogues

dans un Mortier de Marbre,
& obſervant les mêmes circonſtances que deſſus & y
aïant verſé par-deſſus les mêmes Liqueurs, on n'y apperçut
par ce mélange aucun mou-
vement n'y changement de
couleur ; donc concluaſmes
nous, c'eſt au Cuivre ſeul
qu'on doit attribuer les effets
ſurprenans que nous venions
d'obſerver dans ces dernieres
Opérations de même que l'al-
teration & la corruption des
Viandes qu'on appretoit dans
les Uſtenciles de ce même Métal employé à l'uſage de la
Cuiſine & de la Pharmacie ;
& je fus dès cet inſtant ſi per-
ſuadé de cette verité, dont on
ne pouvoit plus douter, que

PREFACE

je regarday le Cuivre par lui
même, & sans être chargé de
Verdet, comme un veritable
poison, & qui étant pris en
substance & se meslant avec
les Sucs digestifs de l'Estomac,
se trouve très capable par le
dévelopement de ses parties
tendres & qui se séparent trés
aisément, d'y produire les mêmes Symptômes qu'une pa-
reille quantité de Verd de
Gris qu'on auroit malheureu-
sement avallé ; ayant été pleinement convaincu que le Cuivre étoit un des plus grands
& des plus dangereux enne-
mi du Genre humain j'en dres-
say un Mémoire que j'envoïay
à M. de la Fosse, le priant de
le communiquer à Monsieur

PREFACE

HELVETIUS qui me fit l'honneur de m'écrire une Lettre des plus obligeantes, & m'engagea à mettre au jour ces observations en vûë du Public : Il ma donné depuis plusieurs bons conseils à ce sujet, dont j'ay profité, & je me feray toûjours gloire de suivre les Avis d'un aussi sçavant & si Célébre Médecin que luy.

En faisant un grand nombre d'experiences pour découvrir la véritable cause des pernicieux effets du Cuivre, & ayant été obligé de me servir de differens moyens pour y parvenir, j'ai trouvé sans le chercher bien des défauts dans d'autres metaux que nous em-

ployons communément a nô-
tre ufage , contre lefquels je
fuis prefentement dans une
grande déffiance & dont j'ai
déja plufieurs preuves par de-
vers moi : je ne perdrai pas
cet objet de veuë , & autant
que ma fanté le permettra , je
continuërai ces recherches , &
j'en ferai des obfervations , qui
pourront par la fuitte faire
groffir cet ouvrage , je fuis trés
perfuadé qu'aprés l'Or qui eft
un métal trés pur , le fer doit
avoir la préférence fur tous les
autres.

Si dans l'arrangement des
matieres que je trace dans cette
differtation , je n'ai pas prefen-
té d'abord au Lecteur , les faits

principaux de mon ſujet, comme le bon ordre le déman-
doit, j'ai ſuivi au moins celui
des tems & des circonſtances
qui ont donné lieu a nôtre
deſcouverte, & c'eſt ce qui
ma déterminé a faire cette Préface pour réparer ce défaut.

DISSER-

DISSERTATION

On ne se sert dans les Hôpitaux Militaires que d'Ustenciles de Cuivre tant pour la Cuisine, que pour la Pharmacie, rien cependant n'est si dangereux, & si préjudiciable à la Santé & sur tout pour les Malades, à raison des mauvaises qualitez que ce Métal communique aux Alimens & aux Remedes qu'on y prépare.

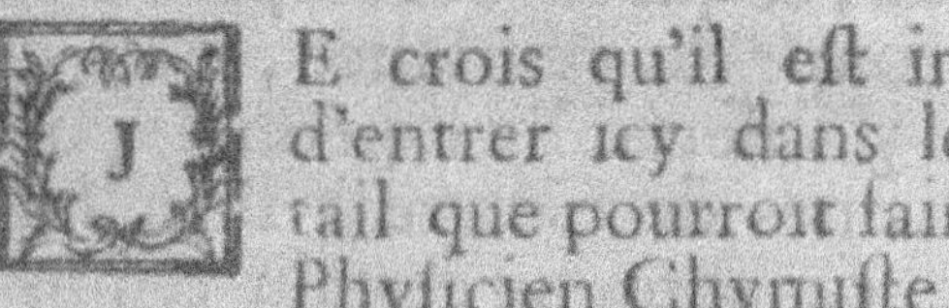

JE crois qu'il est inutile d'entrer icy dans le détail que pourroit faire un Physicien Chymiste, afin de tacher de déveloper & de connoître par une Analyse exacte la nature du Cuivre en luy-même, les proportions des Particules Métalliques jointes & unies avec celles des Mineraux, leur liaïfon particuliere &c, ce qui meneroit trop loin & nous feroit fortir des Bornes d'une fimple Differtation.

Quoy que le Cuivre foit un Metal d'une fubftance fort dure & folide, capable de réfifter longtemps aux efforts du Marteau, cependant c'eft de tous les Métaux celuy qui fe laiffe le plus aifément pénétrer & qui fe décompofe auffi le plus facilement, foit à raifon de la grandeur & de la multiplicité de fes Pores, ou du peu de liaïfon de fes principes entre-eux, & qui fe dévelopent fans beaucoup de réfiftance, c'eft ce qu'on y obferve lors qu'on expofe des Lames de Cuivre à l'Air humide, car après un certain temps, elles fe trouvent chargées de Verd de Gris, qui eft un véritable Poïfon & dont la production ne peut être attribuée qu'au Nitre de l'Air, qui ayant détaché & feparé cer-

taines Parcelles de ce Métal &
qui se seront associées & liées d'une
nouvelle façon & intermédiable
pour former ce composé pernicieux.

Puisque des Vaisseaux ou Ustenciles de Cuivre quoy que bien la-
vés & néttoyez étant simplement
exposés à l'Air humide peuvent
contracter de si dangereuses qualitez capables d'empoisonner les
Alimens, que ne doit on pas craindre lors qu'on se servira de ces
Ustenciles, reposés depuis quelque temps dans un endroit rempli de vapeurs grasses, bien plus
capables que l'Air que nous respi-
rons d'occasionner cette roüille
dangereuse sur tout si dans les Ragoûts qu'on y apprête il y entre
du Vergus, du Vinaigre, le Jus
de Citron, l'Oseil, les Oignons,
les Epices &c. lesquels Ingrediens
par leurs pointes Salines sont bien
plus capables que le Nitre pur dis-
sous dans l'humidité de l'Air, de

ronger & de défunir les parties
tendres du Cuivre, & par conféquent d'engendrer le Verd de gris,
ce qui n'arrive que trop fouvent
dans prefque toutes les Cuifines
& particuliérement dans celles
des grandes Communautez & dans
les Hopitaux Militaires, ou on ne
fe pique pas autrement de propreté.

On pourroit me répondre que
les Marmites, Cafferoles, Baffines & autres Uftenciles de Cuifine font toutes incruftées d'une
couche d'Etain, ce qu'on appelle
Eftammé, & que par conféquent
les Viandes qu'on y prépare ne
peuvent pas contracter de plus
mauvaifes qualitez que fi elles a-
voient été apprétées dans des vaiffeaux d'Eftain.

On doit faire une grande différence entre l'un & l'autre d'autant
plus que la couche d'Etain n'eft
pas ordinairement plus épaiffe qu'-
une feuille de Papier, & au travers

de laquelle, fur tout lors que ces
Vaiffeaux font fort échauffés &
leurs Pores plus ouverts, les Particules de ce Métal empoifonneur
peuvent pour lors très-aifement
les pénétrer, & en fe rejoignant
d'une nouvelle façon, caufer tous
les défordres qu'on vient de dire.

Qu'on ne dife pas que je dois
convenir au moins que les Ragoûts, ou Boüillons ne contrac-
tent rien de mauvais auffi long-
temps que ces Uftenciles feront
bien Eftammés, à quoy on répond
que les Cuifiniers n'aiment pas, &
avec raifon, fe fervir de Cafferoles ou de Marmites nouvellement
Eftammées, parce que les Ragoûts
qu'ils y préparent les premiéres
fois malgrès qu'on les ait bien la-
vées y conferveront encore quelque temps une odeur, & même
un certain gout defagréable & qui
provient de la part des ingrediens
dont les ouvriers fe fervent pour
fouder & Eftammer, laquelle odeur

ne se perd qu'a l'usé, & par con-
sequent que ces Cuisiniers préfé-
reront souvent une vielle Casse-
rolle imbibée de verdet a une neu-
ve, de crainte de manquer leurs
Ragouts.

Si avec tous les soins & la propreté d'un bon & habile Cuisinier
il peut arriver sans qu'il soit pres-
que possible qu'il s'en appercoive,
les accidens & désordres qu'on
vient de remarquer en se servant
d'Ustenciles de Cuivre quoy que
bien Estammés, visités tous les
jours & nettoyéz à propos, afin
qu'on ne puisse pas soupçonner
qu'il y soit rien resté capable de
faire quelque impression maligne
sur ce Metal & la communiquer
ensuite aux Ragouts, comme on
la déja dit, & ce qui s'observe
avec soin dans les Maisons des
grands & chez les personnes ri-
ches qui ont bien des gens em-
ployez au service de leur Cuisine,
que ne doit-il pas arriver dans un
Hôpi-

Hôpital considérable , dans une
grande Communauté, ou dans une
Auberge fort frequentée , je crois
que pour lors on n'est guéres à la-
bry & en seureté contre cette es-
péce d'empoisonnement , qui quoi
que moins sensible & sans être accompagné de tranchée & de dou-
leurs vives dans l'Estomac, & dans
les Boyaux, comme on le remar-
que dans ceux qui ont avallé des
Poisons brûlans & Caustiques ,
mais dont l'effet quoy que plus
lent & moins cruel , n'en est pas
moins certain, sur tout à l'égard des
personnes délicates & dont les Entrailles étant très susceptibles d'impressions , les communiquent aisément à la masse des humeurs , il
ne faut qu'un seul Ragout appreté
dans les regles par un parfait
Cuisinier & que les Convives au-
ront trouvé très fin & excellent
pour les empoisonner tous si ont
s'est servi d'une Casserole char-
gée de verdet que l'Ecuier n'aura

pas apperçû avant de la mettre
en œuvre c'eſt ce qui n'arrive que
trop ſouvent ſans qu'on s'en plaig-
ne, n'y qu'on ſe donne la peine
de chercher a en découvrir la véritable cauſe qu'un chacun attri-
bue preſque toujours à une indiſ-
poſition particuliére qu'on avoit
avant le Repas.

Tout le monde connoit par experience qu'un Boüillon & même
la Viande cuitte & refroidie dans
une Marmite de Cuivre, quoi
qu'en apparence bien nettoyée ac-
quiert d'abord le gout d'Airain,
qui eſt la même choſe & peut être
plus pernicieuſe que ſi on avoit
fait diſſoudre une certaine quantité & proportionnée de verd de
gris pur dans un autre Boüillon
nouvellement fait, cependant on
ſçait & on eſt même convaincu que
les Cuiſiniers a qui cela arrive ſort
ſouvent ne jettent pas comme cor-
rompu & trés nuiſible a la ſanté ce
qui eſt reſté dans cette Marmite,

mais par le moïen des épices &
de certaines Herbes potageres de
haut gout trouvent le Secret de
raccommoder les choses en maf-
quant le Poifon, de maniere que
perfonne ne s'en appercoit & c'eft
felon toute apparence a ce fujet
qu'on leur a donné a jufte titre
le nom d'empoifonneurs.

Si on a été excufable d'avoir
fuivi le torrent dans l'ufage qu'on
a fait jufqu'a prefent des Uftenciles de Cuivre pour la Cuifine
ne connoiffant pas les effets pernicieux de ce Metal, on feroit
tres blamable étant perfuadé de
cet abus, comme j'efpere qu'on
en fera parfaitement convaincu par
les raifons & les faits que je vais
rapporter, ce feroit donc s'expo-
fer de gayeté de cœur & volon-
tairement a des dangers infinis &
dont on ne peut fe garantir qu'en
banniffant de nos maifons ces
Uftenciles fi aifés à s'empoifonner.

On étoit si peu en défiance contre ce dangereux Metal, que dans certaines occasions on préféroit les Vaisseaux de Cuivre sans avoir jamais été estammés a ceux qui étoient incrustés de cette couche d'Estain, sçavoir lors qu'il étoit question de préparer des Cornichons & autres Drogues de pareille nature, & cela est si vray que lors qu'on les a appretés dans des Pots de grés & qu'ils deviennent trop moussez d'une couleur blafarde, on en jette le Vinaigre qui a servi pour en substituer de nouveau, qu'on a fait bouillir dans une de ces Casseroles non estammée & dans laquelle on y adjoute souvent des liards afin de renchérir sur le Poison en rendant la Liqueur plus efficace, & effectivement ces Cornichons qui paroissoient fletris deviennent en peu de jours très fermes & d'un très beau Verd, par ce nouvel apprest; on doit donc les regarder comme

veritables Brulots qui portent l'in-
cendie par tout ou ils passent,
ainsi plus le Poisson avec lequel on
les prepare sera violent, moins ils
seront corruptibles a la verité,
mais plus dangereux.

C'est a peu prés de la même
maniere que je veux conserver
quelque piece curieuse d'Anato-
mie & a laquelle je souhaite d'y
retravailler & je ne fais pas d'autre
façon que de la tremper dans une
dissolution de sublimé corrosif, qui
ne differe selon moi, du Vinaigre
empoisonné de verd de gris que du
plus ou du moins.

On pouroit me repliquer que je
pousse les choses a outrance, &
que les occasions de danger que je
fais courir a ceux qui mangent des
Viandes simples ou en ragouts
apprêtés dans des Vaisseaux de
Cuivre estammée ne sont rien
moins que fréquentes & que le
mal en soi n'est pas si grand, ni
capable d'alterer la santé au point

que je le dépeins ici, que de tout
temps on a mangé comme on
mange a préſent les mêmes Viandes apprêtées & ſervies de la même façon qu'il y a cent & deux
cens ans, & qu'on en a toujours
uſé de même, que cependant on
n'avoit pas appris que quelqu'un
ait porté complainte pardevant
les juges contre les Cuiſiniers pour
le crime d'empoiſonnement.

Mais après avoir examiné les
choſes très ſcrupuleuſement depuis un certain temps & avec
toute l'attention poſſible, je penſe
que celuy qui vat diſner dans
quelqu'une de ces auberges com-
munes de Paris, où on ne fait
pas beaucoup de façon pour nettoyer la vaiſſelle, court autant de
riſque pour la vie, que s'il étoit
ſur Mer pendant un gros temps
& a portée des écueils dont le
moindre froiſſement contre ſon
vaiſſeau pouroit aiſément en bri-
ſer une planche de l'epaiſſeur de

quelques pouces & y faire nau-
frage, & que dans le prémier cas
sa vie ne dependroit que de la
foible & fragile couche d'Estain,
qui peut se fondre ou se détacher
a tout moment d'une malheureuse
Casserole.

Je ne vois donc pas grande différence entre être empoisonné ou
noyé, il est vrai qu'il se trouve des
Personnes si robustes & dont les
Estomacs sont si accoutumés a
toutes sortes de Viandes apprétées
avec les choses de plus haut gout,
quelles se digerent parfaitement
& sans en souffrir la moindre in-
commodité, mais combien en est il
morts & fort jeunes parmi ceux
qui ont observez ce même régime
& qu'ils n'ont pu supporter.

Je suis persuadé que si on faisoit manger de ces ragouts a un
Paysan, qui n'auroit vescu toute sa
vie que de pain, de Laitage, de
Fruits & Légumes, comme ils vi-
vent dans bien des Pays, cet Hom-

me se trouveroit trés incommodé
les premieres fois & se plaindroit
de Colliques violentes dans l'Estomac & dans le bas Ventre, outre
plusieurs autres Symptômes assez
semblables a ceux qui ont été véritablement empoisonnés, je traite actuellement dans l'Hôpital Militaire de cette Ville un Soldat
Milicien du Bataillon de Saumur
agé de vingt ans qui n'avoit jamais
mangé de Viande avant de venir
dans ce Pays, & qui toutes les fois
qu'il en mange il lui survient un
cours de Ventre accompagné de
Fiévre.

J'avoüe publiquement d'avoir
été en partie cause de ce que les
Marmites de Fer fondu n'ont pas
été plutôt établis dans l'Hôpital
Militaire de Douay & contre lesquelles j'estois fort prévenu, m'imaginant quoique mal fondé, que
le Boüillon & la Viande qu'on y
cuiroit paroistroient de mauvaise
couleur & auroient un gout fade,

comme je l'avois remarqué fouvent dans bien des endroits de
cette Ville, où on fe fervoit de
Marmites fonduës avec la même
Matiere que celle qu'on emploie
dans la fonte des Canons fans
faire réflexion pour lors que le
Cuivre en faifoit la Bafe, au lieu
que dans celles de l'invention de
Mr. *de la Foſſe* Efcuier premier
Chirurgien de la Reine, &c. a qui
nous avons toute l'obligation de
cet établiſſement, il n'y entre que
le Fer pur & fans mélange, ce qui
fait une différence eſſentielle, tant
pour les apparences ou qualités ex-
térieures que pour le fond de la
chofe en elle même, car l'une ne
peut rien communiquer que de
mauvais, ce qui paroit fouvent a
la veuë, au lieu que le Boüillon
& la Viande cuite dans celles de
nouvelle invention paroiſſent d'un
auſſi beau colori & font en effet
auſſi bien conditionnés que fi on
l'avoit fait cuire dans un Pot de
Terre bien verniſſé, ainfi les Mar-

mites de Fontes ou de Bronze doivent être rejettées étant à peu prés de même aloy que celles faites de Cuivre pur.

Si les Uſtenciles de Cuivre employées a l'uſage de la Cuiſine peuvent cauſer d'auſſi mauvais & dangereux effets, par les raiſons cy devant deduites, Voïons a préſent ſi ces mêmes uſtenciles miſes en uſage dans la Pharmacie pour la compoſition des Remédes peuvent avoir les mêmes inconveniens que dans la Cuiſine ; on peut hardiment prononcer pour l'affirmatif, & aſſeurer qu'ils peuvent y être encore d'une plus dangereuſe conſéquence, d'autant plus que par le moïen des ſens nous ne pouvons preſque rien découvrir de la bonne ou mauvaiſe qualité des Remédes compoſés, au lieu que par le goût & l'odeur les organes qui nous ſont donnés par la nature pour nôtre conſervation, on peut aſſez ſouvent décider de la

bonté & proprieté d'un aliment
d'avec un autre mal faisant : d'ailleurs, on n'employe dans la Cuisine
qu'un feu doux & lent , au lieu
que dans la Pharmacie & particuliérement dans la Chimie : ce
n'est que par la force du feu le
plus ardent, comme de celui de
roue , de verbere & d'autres trés
vifs qu'on parvient a la Fabrique de
certains Remédes ; qu'elle effort
de la part de ce Feu fur les uftenciles de Cuivre : Métal qui souffre
aifémens de grandes alterations
comme on l'a fait voir cy-deffus
& pour lors il se fera un deta-
chement plus confiderable de ses
particules meurtrieres & par une
conféquence neceffaire les Remédes feront beaucoup plus impreg-
nés que les Viandes dans leurs
apprets.

Puis que les Uftenciles de Cuivre employées a l'Ufage de la
Cuisine & de la Pharmacie font
d'une fi dangereuse conféquence

pour la fanté, qui eft le plus grand
bien dont nous puiffions jouir ici
bas, il convient de les en bannir
totalement, & d'en fubftituer
d'autres fabriquées d'un autre Metal, & je crois qu'après toutes les
recherches qu'on en pourroit faire,
on n'en trouvera pas un plus fimple & en même temps plus propre a remplir les indications cy
deffus que le Fer, d'autant plus
qu'on manie aujourd'huy ce Metal
auffi aifément qu'aucun autre dans
les Manufactures établies depuis
quelques Années dans differents
endroits du Royaume, & qui bien
loin d'occafionner & de faire
craindre les inconveniens du Cuivre ne peut par fes qualitez amies
du corps humain ne lui en communiquer que de falutaires, tant
a l'egard des Viandes que des remedes qu'on y prépare par leur
moyen, & c'eft ce que l'expérience
nous confirme tous les jours, &
ce que nous examinerons cy après
plus a fond.

Le Fer que les Chymistes appellent Mars, est de tous les Metaux celuy qui paroit le plus brute
le moins perfectionné dans les
entrailles de la terre ; cependant
il est parfait en luy même, & il
ne s'en trouve point de si utile
& si necessaire a la vie, étant gé-
néralement le plus employé pour
la Fabrique des instruments &
outils dont on se sert dans tous
les Arts & Metiers, d'ailleurs il
contient en soy specifiquement
des vertus admirables & qu'on re-
connoit en l'emploiant soit pur
ou preparé dans une infinité de
maladies Chroniques & très diffi-
ciles a dompter & dont on ne
guérit le plus ordinairement que
par ce seul Remede.

C'est du Fer que se produit
l'Aimant dont la connoissance de
ses propriétés dans l'effet surpre-
nant de la Boussole, est la découverte qui fasse le plus d'honneur
à la Physique moderne, c'est par

le moyen de l'aiguille Aimantée
qu'on voyage aujourd'huy avec
seureté dans toutes les Parties du
monde les plus éloignées & in-
connuës ci-devant aux habitants
de cet Hemisphere.

Il est si vray que l'Aimant n'est
qu'un Fer purifié, ou pour parler
plus juste qu'un Fer plus cuit &
durci par la chaleur, qu'il ne se
trouve que dans les Mines de Fer
& que par le moyen d'un feu violent on parvient a changer le Fer
en veritable Aimant, suivant le
rapport d'habiles & fidéles Chymistes.

N'étant point entré dans le détail des principes du Cuivre dont
la recherche doit être réservée
aux Physiciens, n'y des raisons
pourquoy ce Metal empoisonne si
aisément tout ce qu'on y prépare
par son moïen, je ne diray rien
non plus de la formation du Fer
n'y de ses propriétez & je me
contenteray de dire ce qui est dé-

montré, que la Nature se sert toûjours des mêmes loix & des mêmes moyens dans toutes ses Opérations, qu'admettant des Oeufs comme il n'est pas permis d'en douter aujourd'huy pour la naissance des Animaux, & des graines pour la production des Plantes, on doit aussi admettre des Embryons métalliques pour celle des Métaux &c. qu'admettant encore un lieu propre pour la couvée des Oeufs, une terre convenable pour y faire germer les Grains, on doit aussi nécessairement établir un lieu propre & particulier pour la production des Métaux de différentes espéces & qui croissent en des Mines particulieres & sous differens climats.

Il n'y a personne tant soit peu versé dans les Secrets de la nature qui osat avancer que la Seve de la Terre, ou le sang des animaux, change ou puisse changer en aucune façon la nature des œufs,

des graines & des Embryons me-
talliques ; tout a été crée dans le
méme inftant que la maffe entiere
de ce monde vifible, & que ces
Liqueurs nouricieres ne fervent
qu'au developpement & a l'accroif-
fement de ces petits corps orga-
nifés , & c'eft felon moi , ce
qu'il y a de plus merveilleux dans
la Création & qui en méme temps
nous doit donner une plus grande
& plus haute idée de la toute
puiffance du Créateur, fi on n'a-
voit pas peur d'ennuier le Lecteur en s'écartant trop du fujet
dont eft queftion, on eft en état
de prouver par des faits non dou-
teux l'Exiftence réelle des Embryons de tous les Métaux & Mineraux.

Quoy que le Fer foit le même
par tout & qu'on le tire de la
terre par Parcelles ou petites maf-
fes meflés & enveloppez de beaucoup de Terre , ordinairement de
couleur fort brune , cependant on
luy

luy donne différens Noms suivant
qu'il est differemment préparé, je
n'entreray point dans le détail, de
la bonté particuliere de ce Metal
tiré des différentes Mines, & je
ne doute pas qu'il n'y en ait de
différentes espéces & de meilleur
aloy l'une que l'autre.

Après avoir séparé la matiere
Ferrugineuse d'avec la terre par
le moyen de différentes Lotions,
on la met dans de grands Four-
neaux faits exprés, & où elle ne
fond qu'après avoir souffert pendant long-temps l'effort d'un Feu
trés violent, ce Metal ainsi fondu & sans addition ni mélange
d'aucun autre Ingredient, est jet-
té dans des Moules de differentes
figures & grandeurs pour en faire
des Ustenciles, & c'est de ce Fer
fondu, dont sont formées nos
belles Marmites, qu'on ne fait que
polir en dedans pous avoir toute
leur perfection. On doit d'autant
plus les estimer que ne commu-

niquant aucune mauvaise qualité
au boüillon ni a la Viande, comme celles de Cuivre, elles sont
d'un entretien fort aisé, puis qu'a-
vec un linge chaud & une brosse
un peu dure & emmanchée on
les nettoye trés proprement &
dans un instant.

Ces Marmites ont encore d'autres avantages considerables, sçavoir de boüillir toujours également & doucement, car après
que le boüillon a été écumé, il
n'y faut plus employer qu'un très
petit Feu, & qui suffira pour quelle boüille uniment pendant plusieurs heures de suite, à raison
que ces Marmites étant fort epaif-
fes conservent fort long-temps le
même degré de chaleur, sans re-
nouveller ou augmenter le feu du
Fourneau, au lieu que dans celles
faites d'autre matiere, & particulierement celles de Cuivre qui
ont peu d'épaisseur, en perdant
aisément leur chaleur, le boüillon

s'y refroidit en peu de temps &
par conſequent ne peut avoir a
beaucoup près la même perfection que s'il avoit boüilli de ſuite
& uniment , ainſi en ſe ſervant
de Marmites de Fer fondu , on
épargne au moins la moitié de la
dépenſe pour le feu , de quoy les
Entrepreneurs de nos Hôpitaux
ſont charmés & ne regretent pas
celle qu'ils ont été obligez de faire
dans la réforme des Uſtenciles de
Cuiſine.

Le Fer de fonte étant de ſa
nature un Metal fort poreux &
caſſant , on ne peut s'en ſervir en
cet état qu'à former de grandes
Marmites & autres Uſtenciles groſ-
ſieres , mais pour le rendre propre
a en conſtruire d'autres plus petites & moins peſantes , il faut né-
ceſſairement qu'il ait été rendu
ductile & malléable à force de
grands coups de Marteau ſur l'En-
clume à la ſortie de la Fournai-
ſe , & lors qu'il eſt encore fort

rouge , par ce moyen les Pores
étant fort reserrés , ce Metal devient plus compacte & plus propre a construire mille différents
& très petits Outils necessaires à
la vie , ce qu'on ne peut exécuter
avec le Fer de fonte.

On tire en général les mêmes
avantages a se servir du Fer battu
pour toutes les Ustenciles de Cuisine d'un moindre Volume que
du Fer de fonte employé pour les
grandes Marmites , car ni l'un
ni l'autre ne peuvent communiquer au Boüillon ni à la Viande
aucune des mauvaises & dangereuses qualitez du Cuivre , ce qu'-
on a suffisamment prouvé cy-
dessus.

Qui ne voit que le Fer de fonte étant fort cassant par la grandeur & multiplicité de ses Pores
& du peu de liaison des Particules Ferrugineuses entre-elles , est
peu propre à la construction des
Casseroles, des Poëlles, des Mar-

mites portatives, des Baffines &
d'autres Uftenciles de Cuifine,
qui quoy que d'un Volume beaucoup moins confidérable feroient
cependant infiniment plus pefantes,
moins maniables & de très diffi-
cile tranfport, d'ailleurs en con-
fervant plus long-temps leur chaleur elles brûleroient à tout moment les mains des infirmiers,
au lieu que ces Uftenciles étant
de Fer battu n'ont nullement ces
inconveniens?

Enfin on ne fe plaint plus comme cy-devant dans nos Hôpitaux
que le Boüillon fent l'Airain, ni
que la Viande ait aucun mauvais
goût depuis que nous avons ban-
ni abfolument de nos Cuifines les
Marmites & autres Uftenciles de
Cuivre & que nous y avons fub-
ftitué celles de Fer de fonte, ou
battu, & d'ailleurs la propreté
quoy qu'avec moins de peine y
eft infiniment plus grande.

La Réuffite des Uftenciles de

Fer battu mis en ufage pour la
Cuifine nous fit naître l'idée de
nous en fervir pour la Pharmacie
& j'en écrivis à M. *de la Fosse*,
afin qu'il en fit conftruire quelques-unes dans les Manufactures
de Paris, & fur ma Lettre qu'il
montra à M. le Marquis DE BRE-
TEUIL, qui ayant conçû d'abord
toute l'utilité qu'il en réfulteroit
pour le bien du fervice, ordonna
que la chofe fut exécutée, mais
ayant appris dans le même temps
qu'il y avoit à Arras un bon Ou-
vrier qui avoit travaillé à Paris je
le fis venir exprès à Doüay & fur
les modeles que je luy préfentay
& dont il prit toutes les dimen-
fions avec leurs Figures, il nous
envoya quelque-unes de ces Uftenciles bien conditionnées & que
nous mifmes d'abord en ufage &
nous eufmes la même fatisfaction
de leur réüffite que nous avions
eû lorfque nous employâmes
celles du même Metal pour l'ufa-

ge de la Cuisine, j'ose même as-
surer quelle passa de beaucoup
nos espérances & particulierement à l'égard du grand Alambic
que nous attendions depuis quelque temps avec impatience, car
depuis ce temps là nos Tisannes,
nos infusions & nos Décoctions
n'ont plus ce gout désagréable de
l'Airain comme elle en étoient
toûjours impregnées dans les vaisseaux de Cuivre.

Enfin l'aïant reçû & après l'a-
voir bien nettoyé & lavé à leau
chaude pour luy faire perdre une
certaine odeur assez forte & désagréable qu'on ne doit attribuer
qu'à la soudure composée de
plusieurs Ingrediens dont les Ouvriers se servent pour joindre ensemble toutes les différentes pieces des Ouvrages qu'ils construi-
sent, nous commençasmes d'a-
bord a distiller l'eau pure, qui nous
parut aussi nette que le Cristal
sans le moindre gout ni odeur;

le lendemain on mit en distilla-
tion l'Eau de Vie pour en avoir
l'Esprit, qui se trouva parfait,
étant très clair & brillant, & sans
avoir le moindre goût d'empireu-
me, comme il s'en trouvoit toûjours dans celuy tiré par le moy-
en de l'Alambic de Cuivre, tout
de suite & pour être confirmé
dans la bonne opinion de cet ins-
trument construit d'un nouveau
Metal, nous fismes distiller l'Eau
de Canelle Spiritüeuse, qui plus
aisément qu'aucune autre Liqueur
reçoit & retient en la travaillant
les impressions étrangeres & où
il ne s'en trouva pas la moindre,
ce qui mit le Comble à nôtre sa-
tisfaction, car l'ayant comparé
avec celle qui avoit été faite quelques temps auparavant par le moï-
en de l'Alambic ordinaire & après
l'avoir gouté & fait goûter à plusieurs personnes sans qu'elles sçus-
sent dequoy il étoit question, ils
convinrent tous avec moy, que

celle de derniere date étoit infiniment plus fine & plus agréable que la premiere, & effectivement elle avoit une odeur &
un gout qui la furpaſſoit de beaucoup.

Si ces Uſtenciles de Cuivre employées à l'uſage de la Cuiſine font
d'une conféquence très dangereuſe pour la ſanté, que ne doit on
pas craindre de leur part en s'en
ſervant dans la compoſition des
Remedes ? d'autant plus que par
la violence du Feu dont on ſe
ſert en Pharmacie, ces Vaiſſeaux
en font bien plus aiſément péné-
trés que par celuy de Cuivre, qui
en comparaiſon eſt fort doux &
par conféquent les impreſſions
malignes de ce Metal ſe commu-
niqueront plus facilement aux Remedes qu'aux Alimens.

On peut encore ajouter que par
l'odeur & le gout nous pouvons
ſouvent diſcerner les bons & ſalutaires Alimens d'avec les mau-

vais & fufpects, on ne peut pas dire la même chofe à l'egard des Remedes aufquels nous ne fommes pas accoutumés, & qui d'ailleurs ne font pas flatteurs & que nous avallons fur la bonne foy du Medecin & d'un Apoticaire qui y font trompés eux-mêmes les premiers.

Qu'on ne croïe pas qu'on hazarde rien dans ce qu'on avance, la raifon & l'experience font icy de Concert, comme on le fera voir dans un moment.

Si en faifant boüillir de l'Eau pure dans un Chaudron de Cuivre bien nettoyé, elle s'empreint en peu de temps des mauvaifes qualitez de ce Vaiffeau, ce qu'on apperçoit par fon goût d'Airain; que ne doit-il pas arriver à l'égard des Liqueurs Spiritüeufes & Salines, qu'on y prépare pour la compofition des Remedes ?

Ayant été perfuadé & convaincu aprés beaucoup d'experiences

que toutes les Uſtenciles de Cuivre portoient avec elles une vertu pernicieuſe tant à l'égard de la Cuiſine que de la Pharmacie, je ſuis entré en défiance contre les Mortiers de ce Metal & même contre ceux de Bronze qui ſont les plus communs dont on ſe ſert pour mettre les Matieres en poudre ſans les expoſer au Feu, & voicy ce que j'ay obſervé.

Aprés avoir fait bien néttoyer & laver à l'Eau chaude un de ces Mortiers afin qu'il ne conſervat aucun goût ni odeur des Drogues qu'on y avoit battuës auparavant & en ayant choiſi quelques-unes d'une ſubſtance fort dure, & entre autres les Coraux, les Saphirs, les Hyacinthes & les Topazes, toutes Pierres Précieuſes qui entrent dans la Compoſition de pluſieurs Remedes fort uſuels, & en ayant fait battre ſéparément en ma préſence une petite quantité de chacune dans un *Mortier*

de Bronze jufqu'à ce que la poudre put paffer par le Tamis de
Soye, & en ayant mis une pincée de chacune dans un verre de
Fougere bien net & bien féché,
je verfay dans les quatres verres
un bon travers de doigt d'Eau
Forte, qui fit boüillonner ces matieres & fur tout les Coraux, &
la Liqueur qui furnagea parut d'un
très beau Verd, je mis dans quatre autres verres une autre pincée
de ces Pierres Précieufes battues de
même dans le Mortier de Bronze
& y ayant verfé par deffus de
l'Efprit de Sel Armoniac, en très
peu de temps la Liqueur furna-
geante de même que la matiére
reftée au fond du verre parut d'u-
ne couleur brillante & d'un beau
Bleu Turquin.

Tout de fuite je fis battre la
même quantité de ces Pierres, &
avec les mêmes précautions, dans
un Mortier de Marbre avec un
Pilon de Fer, & les ayant mis

féparément comme deſſus dans
quatre verres différens, j'y verſay
par deſſus l'Eau Forte qui ne pro-
duiſit aucun mouvement de fer-
mentation & ne changât nullement de couleur : la même choſe
arriva lors que j'y verſay de l'Eſprit de Sel Armoniac.

J'ay été plus loin , j'ay fait
battre les mêmes Pierres Précieuſes dans un Mortier de Fer bien
poli , & les ay mis dans quatre
autres verres , j'y verſay comme
deſſus l'Eau Forte & l'Eſprit de
Sel Armoniac , mais ſans qu'il ſe
fit aucun changement de couleur
ſenſible , hors quelle parut un peu
brunie & ternie.

Que doit on inférer de ces expériences qui frappent étonnam-
ment ? puiſque les mêmes Drogues battues & miſes en poudre
dans un Mortier de Bronze & de
Marbre produiſent des effets ſi
différens , il ne faut que ces faits
pour convaincre les plus incré-

dules & les perſuader qu'il faut
neceſſairement qu'il ſe détache des
Parcelles de Cuivre, qui ſe mê-
lent avec les matiéres qu'on bat-
toit dans le Mortier de Bronze,
puiſque rien de ſemblable n'arrive quand vous les faites battre
dans un Mortier de Marbre ou
de Fer.

On poura me dire que les racines & autres Drogues moins
dures ne produiront peut - être
pas les mêmes effets, cela peut
être vray en partie, & que pour
lors il ne s'en fera pas un déta-
chement ſi conſiderable ſelon leur
plus ou moins de dureté.

D'ailleurs il ſe trouve quantité
de Drogues ſimples telles que les
Racines, les écorces, les Bois &
autres qui viennent des Pays étran-
gers qu'on a autant & quelque
fois plus de peine de mettre en
poudre impalpable pour s'en ſervir, à raiſon de leur dureté que
les Pierres Précieuſes cy-deſſus,

& qui par conféquent reçoivent toutes les impreffions malignes & dangereufes du Cuivre, il eft donc très certain qu'il fe féparera toûjours affez des Particules de Cuivre, capables d'altérer & d'empoifonner les Remedes.

Tout ce qui vient d'être allégué & en quelque façon démontré touchant les Mortiers de Bronze, doit s'appliquer & fervir de preuve pour les autres Uftenciles de ce Metal employées foit à la Pharmacie, ou a la Cuifine.

On ne doit pas être furpris s'il arrive très fouvent qu'un Remede de luy-même fort fimple & fort doux, ordonné à propos par un habile Medecin, au lieu d'un effet modéré en produife un très violent, & qui bien loin de foulager & guerir le malade augmente de beaucoup fon mal en l'irritant.

On a coutume pour lors d'alléguer pour excufe qu'il falloit que le corps fut mal difpofé, ce qu'on

ne pouvoit prévoir ; le vray est
que si ce Remede avoit été préparé par le moïen d'un Mortier
de Marbre ou de Fer il auroit produit l'effet desiré. Y a-t'-il par exemple de Remede plus benin que
l'Antimoine Diaphorétique, & le
Mercure doux, dont on se sert
communément dans les maladies
des personnes trés delicates, &
même dans celles des Enfants sans
qu'ils produisent d'effets sensibles ?
cependant si vous battez long-
temps ces Remedes dans un Mortier de Cuivre, comme il se pratique le plus ordinairement chez
les Apoticaires, ils deviendront
seurement des émétiques violens
& trés dangereux, c'est ce que
l'experience journaliere nous ap-
prend.

Il faut donc aussi proscrire ce
Metal de nos Maisons comme pernicieux à la santé & le reléguer
chez les Ouvriers qui travaillent
en Instrumens pour les Arts &
Metiers.   On

On peut encore ajoûter pour
furcroît de preuves de la malignité du Cuivre que les Ouvriers
qui travaillent fur ce Metal foit
pour le retirer de la mine & le faire fondre, foit pour le mettre en
œuvre lors qu'il a été fondu, font
communément attaqués de la poitrine & meurent de Phtifie, comme ceux qui manient fréquem-
ment le Vif-argent & le Plomb;
font fort fujets aux tremblement
des Membres fuivis de Paraly-
fies, dans les premiers la fubftance tendre & délicate du poul-
mon eft facilement entamé par
l'érofion des Parcelles du Cuivre
converties en Verdet & qui s'in-
troduifent dans la Poitrine par
le moïen de la refpiration; dans
les autres le Mercure qui pénétre
aifément les Pores les plus refler-
rés de toute l'habitude du corps
en s'attachant aux Cordons des
Nerfs, y fait une telle impreffion
qui fouvent réiterée fait perdre
E

aux parties ou ils aboutissent tout le sentiment & le mouvement dont elles sont douées.

Le Cuivre qui est un des Metaux le plus ductile & qui se manie le mieux par les Ouvriers qui le mettent en œuvre, à raison de son poli naturel, ne seroit pas selon toute apparence, si nuisible & si dangereux dans l'usage qu'on en fait pour la construction des Ustenciles de Cuisine & de Pharmacie, si ce Metal ne se décomposoit pas si aisément, c'est-à-dire si les Particules les plus fines & que j'appelleray icy integrantes ne se séparoient de celles du Vitriol qui entre dans la Composition & qui séparément ne peuvent pas causer un grand mal, mais jointes ensemble, & accrochées d'une nouvelle façon quelles ne l'estoient dans leur prémiere formation, produisent pour lors un troisiéme estre ou corps, sçavoir le Verdet, qui est un des

plus puiſſans Corroſifs connu , ce
qui paroit d'autant plus probable
que le Vitriol pur eſt un Miné-
ral dont nous nous ſervons très
utilement en Pharmacie pour la
compoſition de pluſieurs bons remedes dans différentes Maladies ,
& ſur tout lors qu'il eſt queſtion
de réprimer le mouvement violent d'un Sang trop raréfié , car
pour lors les pointes fines du Vitriol , qui eſt très acide , pénétrant
dans les inteſtices des parties Ra-
meuſes des corps ſulphureux telles que ſont pour la plus part celles du Sang , les figent en quelque façon & empéchent par ce
moyen la diſſolution totale de
cette Liqueur ſi précieuſe à la
vie comme on ne le voit que trop
ſouvent arriver dans certaines fié-
vres malignes , qui ſe terminent
malheureuſement par une grande
Hémoragie,

Ainſi donc nous devons ran-
ger le Verd de Gris qui eſt un

compofé de parties Vitrioliques
& Métalliques au nombre des poifons froids dans le Syftême des
anciens, a qui ils attribuoient la
vertu de figer entiérement la
maffe du Sang, & c'eft ce qu'on
reconnoît vifiblement fur un
Chien à qui on aura fait avaller
& plus feurement encore en fé-
ringuant dans une de fes veines
une certaine quantité d'Efprit de
Vitriol, ou d'une autre Liqueur
femblable, & qui tue l'Animal en
très peu de temps, car en l'ou-
vrant on trouve tout fon Sang
grumelé & fur tout dans les
grands Vaiffeaux, ou il s'y forme
ce qu'on appelle communément
des Polypes.

Examinons préfentement les
effets que peut produire le Fer,
donné à un autre Chien & a un
Homme même a proportion une
quantité confidérable de roüille
de Fer, de fa Tinture, ou de fon
extrait, il n'en arrivera certaine-

ment aucun des mauvais effets que produit le Verd de Gris, qui est proprement la roüille du Cuivre, & au contraire il en produira davantageux & de Salutaires dans certaines Maladies.

C'est un abus de préférer la limaille d'Acier qui est bien net & éclatante, à celle qui sort hors des mains des Ouvriers qui travaillent le Fer brut & la raison en paroit toute simple comme on le va voir.

Qu'on ne s'imagine pas que les parties Métalliques telles fines qu'on les suppose & qui forment la limaille, soit d'Acier ou de Fer puissent passer au dela des intestins, car si elles avoient une fois enfilé la route du Chile, elles devroient nécessairement se mêler avec le Sang & circuler avec luy dans toutes les parties les plus éloignées de la Machine: ainsi elles se trouveroient forcées d'entrer & de passer des Artéres Ca-

pillaires dans les Veines dont la
finesse surpasse plus de cent fois
celles des Cheveux les plus me-
nus, suivant ce qu'ont observez &
démontrés les famenx *Leevenock
& Ruisch* par le moien de leurs
microscopes, car si on y expose
les particules les plus délicates de
la limaille reduite en poussiere ,
chacune d'elles paroistra a nos yeux
& sera en effet plus de mille fois
plus grosse que les Vaissaux Capil-
laires dans leurs extremitez : cela
étant comme on n'en peut pas
douter aujourd'hui , comment con-
cevoir que ces masses d'Acier , ou
de Fer en comparaison du calibre
de ces petits Vaisseaux puissent y
passer & y rouler meslées avec les
Liqueurs ? a quoy donc se redui-
ront les effets merveilleux de la
limaille, si on lui refuse le passage
dans le sang ? voicy comme je
conçois la chose.

Que la limaille agit & produit
son principal effet dans les pré-

mieres voyes en heurtant d'abord
par son poids & la roideur de ses
parties contre les parois des Inteftins & y font a peu prés le même effet que la Dragée de Plomb
qu'on employ pour décraffer les
Boutteilles, d'autant plus aifément
que le Canal inteftinal étant doué
d'un mouvement périftalique con-
tinuel qui femblable a une main
qui le comprimeroit & le reffere-
roit en tout fens aide beaucoup à
l'action des parties de ce Metal fur
les matieres groffieres & vifqueu-
fes dont l'inteftin fe trouve enduit,
d'ou il refulte un broyement confiderable dans la Tiffure trop compacte de ces humeurs.

En fecond lieu cette limaille,
comme un des plus puiffans &
des meilleurs abforbans que nous
connoiffions, fe charge des aigres
& autres humeurs corrompües,
qui fe trouvent dans les prémieres
voyes, les determine a paffer par
le bas meflées avec les excrémens,

qu'ils teignent en noir, & les em-
peche par conféquent de fuivre
la route du Chyle & d'en infecter
le fang ; je ne nie pas abfolument que le Fer & fur tout fa
roüillure ne puiffe communiquer
aucune de fes vertus immédiate-
ment fur la maffe du Sang, car
la Lymphe qui découle de toutes
parts dans l'Eftomac & dans les
Inteftins eft un diffolvant puiffant
& très capable de tirer une teinture naturelle de la limaille pendant fon fejour dans ce Canal,
& par conféquent communiquer
fes vertus en s'y meflant.

En troifieme lieu outre les vertus cy deffus de la part du Mars
je lui en trouve encore une autre
qui n'eft pas moins effentielle,
fçavoir de refferrer ou reftraindre
comme un merveilleux aftringent
les Fibres & les extrémitez des
Vaiffeaux trop relachées, comme
il arrive dans les longs flux de
Ventre ; Avons-nous un remede

plus excellent pour lors que le
Saffran de Mars? fur tout lors qu'on
le marie avec quelque Narcotique,
il contribue infiniment a retablir
le ton ou reſſort des Fibres, qui
étoit pour ainſi dire totalement
perdu.

Il réſulte donc par tout ce qui
a été rapporté cy deſſus, que le
Cuivre ne renferme en lui que des
qualitez mal faiſantes & contraires
a la ſanté, & qu'au contraire le
Fer n'en contient que de ſalutaires,
& capables non ſeulement d'en-
tretenir & de conſerver la ſanté,
mais même de la rétablir lors qu'on
la perdüe; qu'en général la proprieté du Cuivre eſt d'arreſter le
mouvement du Sang & de le figer
dans ſes Vaiſſeaux, & au contraire
celle du Fer eſt de ranimer les
mouvements des Liqueurs & par
conſequent de prolonger la vie.

SUITE

SUITE

DES

OBSERVATIONS

*Touchant les mauvaises & perni-
cieuses qualitez du Cuivre, & de
la préférence qu'on doit donner au
Fer fondu ou battu pour les Ustenciles de Cuisine & de Pharmacie.*

QUOY que pleinement con-
vaincu que le Cuivre cor-
rompoit & même empoisonnoit
tout ce qui se préparoit ou apprêtoit dans les Vaisseaux cons-
truits de ce pernicieux metal, soit
pour aliment ou Remedes, J'ay
examiné depuis avec attention
toutes les nouritures tant solides
que liquides dont l'Homme se servoit dés sa naissance, & d'âge en

age afin d'être inftruit de fes qualitez & a quel degré ce poifon s'y
étoit introduit.

Je ne crois pas me tromper en
difant que l'Enfant qu'on com-
mence a févrer devient un appren-
tif mithridate , du moins parmi les
Familles du commun, puis que la
Bouillie , la panade , & la fouppe
au lait , dont on fe fert fe fait
prefque toûjours dans un poëlon
de Cuivre fans être eftammé; qu'en
arrive t-il de la ? que le lait plus
aifément que toute autre chofe
reçevant les dangeurefes impreffions du Cuivre les communique
tout de fuite aux parties tendres
& délicates de l'Enfant, & cela
eft fi vray que les Meres & Nou-
rices d'ailleurs aflez entenduës &
experimentées , ne laiffent pas refroidir cette nouriture dans ce
poëlon & la verfent d'abord qu'elle eft fuffifamment cuite dans une
affiette d'Eftain ou de Fayence de
peur de s'aigrir , qui eft l'Effet

de l'airain & on feroit infiniment
mieux encore fi on apprêtoit ces
alimens dans des poëlons de Fer
battu ou d'Argent.

Je foupçonne non fans fonde-
ment que la plus part des inco-
moditez auxquelles les Enfants
font fujets comme les vers, les
gales, la teigne &c. proviennent
fouvent de cette prémiere caufe.

Cet Enfant grandiffant & com-
mençant a avoir un peu de raifon,
lors qu'il pleure & qu'on veut l'ap-
paifer, ou quand il refufe de faire
ce qu'on fouhaite de lui, on lui
donne du bon bon ou autres cho-
fes fucrées qui eft un poifon d'un
degré plus fort que le premier &
dans cette conduite il s'y trouve
une efpéce de raifon, car fi on
avoit commencé par celui-cy cet
Enfant n'auroit pu y refifter & en
ayant connu plûtot la caufe on y
auroit remedié d'abord.

Ce n'eft pas affez, me dira quelqu'un d'avancer des faits d'une

auſſi grande conſéquence que ceux
la, il faut les prouver, ce que je
vais tacher de faire, & pour cet
effet je me tranſportay chez un
confiſeur qui me conduiſit dans
ſon office, & ou je vis une ving-
taine au moins de Baſſines de
Cuivre rouge plus grandes les unes
que les autres & lui ayant déman-
de la raiſon pourquoi il préféroit
les Baſſines de Cuivre Rouge a
celles de Cuivre jaune, il me répondit que l'expérience lui avoit
apprit que celles cy communi-
quoient trés aiſément & plus facilement que les autres le gout
d'Airain ou de Baſſine a ſes confitures, & entre autres choſes il
me dit que le grand ſecret de leur
Art étoit de choiſir & de ſe ſaiſir,
pour ainſi dire, du moment de la
Cüiſſon du Syrop & des fruits,
qu'on y mettoit, pour retirer la
Baſſine de deſſus le Fourneau &
que ſans perdre de temps il falloit les mettre dans des Pots, &

que lors que ces fruits confits a-
voient peu de cuiſſon ils étoient
de mauvaiſe couleur & molaſtes,
& que quand ils étoient tant ſoit
peu trop cuits ils noirciſſoient
d'abord & ſentoient L'airin, c'eſt
à dire en bon François que les
fruits peu cuits n'ont pas reçû aſſez de poiſon pour leur donner
une belle couleur & les affermir
& que lors qu'ils en avoient reçû
trop, ce qui ſe manifeſtoit au
dehors, ils noirciſſoient & avoient
un gout fort déſagreable. Ce qui
vient d'être dit des confitures liquides, doit être appliqué aux
Confitures ſeches, & aux pates,
ainſi ces Confiſeurs poſſedent l'art
de nous empoiſonner en nous flat-
tant le gout.

De chez le Confiſeur je me
rendis au Caffé le plus voiſin &
qui eſt le plus fréquenté de la
Ville, le Maitre de la Maiſon qui
fait & vend auſſi toutes ſortes de
ſucreries, & particulierement des

Dragées, voulut bien me faire voir
toutes les Uſtenciles dont il ſe ſervoit, & qui conſiſtoient principa-
lement en de grandes Baſſines de
Cuivre rouge ſans être eſtammées,
& ayant a portée de lui toutes les
matieres doſées pour en faire ſa
paſte, il en fit le méſlange devant
moy, & comme je m'apperçus
qu'il y ajoutoit de l'Amidon réduit
en poudre très fine, de même
qu'une certaine quantité de Gom-
me Tragagant & Arabique, je
ne pus m'empeſcher de lui dire
qu'il trichoit & qu'il ne devoit pas
nous faire payer les dragées comme ſi elles étoient faites de Sucre
pur, a quoy il me répondit que
ſans cela il ne réüſſiroit pas, &
effectivement en le voyant travailler, je m'apperçus d'abord que
ces brins de paſtes diverſement
figurés par des moules & ſaupou-
drés de Sucre Blanchiſſoient a veüe
d'œil tout l'interieur de la Baſſine
& particulierement ſon fond , &

lui en ayant demandé la raison ,
il me dit que c'étoit l'effet de l'A-
midon & des Gommes qui for-
moient cet enduit blanchatre , qui
s'epaisissoit & s'endurcissoit a mesure que l'ouvrage avançoit & que
sans cette incrustation les dragées
seroient d'abord brulées & gastées ,
je ne le questionnay pas davanta-
ge, ayant suffisament reconnu que
cette croute en masquant le Poison lui servoit en quelque façon
d'Entraves , & empeschoit au
moins qu'il n'en passat pas une si
grande quantité , & voila la ré-
compense que les Meres ne donnent que trop souvent a leurs
chers enfants.

Ce Caffetier qui fait & vend
en même temps toutes sortes de
Liqueurs , ne jette pas au loin la
croute a demi sucrée de la Bassine qu'on gratte avec un instru-
ment fait exprés & qu'il conserve
pour en faire d'autres dragées pour

le

le petit peuple , & lors qu'il ne
peut les debiter , & qu'il en a
une trop grande provision il ou-
vre le bondon de son grand ton-
neau a Ratafiat & la met dedans ;
il m'a dit cent-fois que le sucre
comme l'Argent se retrouvoit toujours le premier par le moien de la
Bassine , & celui-ci par le creuset
& la coupelle , qu'ainsi il ne gastoit
rien a faire ces mélanges.

Etant entré dans une Salle où
on prenoit le Caffé, le Maître m'en
versa lui même une Tasse & je lui
demanday pourquoy il ne se servoit
point de Caffetieres de Cuivre
comme son Pere , chez qui j'en
avois pris il y a plus de trente ans ,
& outre les raisons cy-dessus rapportées a l'occasion des Marmites
& des Casseroles de ce metal , &
qu'il seroit superflu de répéter ici,
il m'a répondu que ce Métier avoit
en quelque façon ruiné son Pere ,
car outre la mauvaise réputation
qu'il s'étoit acquis pour le Caffé,

c'eſt qu'il perdoit réellement ſur ſa
marchandiſe, & m'en allégua la
raiſon qui m'a paru évidente, ſçavoir que le gain ſur le Caffé doit
venir du Marc qui doit ſervir une
ſeconde fois a charger l'eau chaude qu'on y verſe deſſus, & dans
laquelle on y met environ un quart
moins de la doſe ordinaire.

Qu'ainſi ce marc du Caffé qu'on
fait dans des Caffetieres de Cuivre
contractant un trés mauvais & déſagreable gout par le ſéjour qu'il y
fait, ne peut nullement ſervir pour
la ſeconde fois & qu'on étoit obligé de le jetter, au lieu qu'en le
faiſant dans des Caffetieres de Fer
blanc, ou de Fer battu comme il
ſe pratique chez les Orientaux ce
marc peut ſe conſerver du matin
au ſoir, & que par conſequent de
quatre Taſſes qu'il vendoit il en
retiroit une de profit.

Ce que nous venons de dire touchant
le Caffé doit s'appliquer de même
au Chocolat.

J'allay quelques jours aprés chez un Paticier & voyant rangé sur une grande Table, plusieurs Tourtes, Pâtez, Gâteaux, Mâssé-pains, Biscuits & autres pieces qu'on devoit mettre au Four, je m'enquis au Maître, de la raison qu'il pouvoit avoir de mettre toûjours un papier épais au fond de la Tourtiere & dessus les Plaques de Cuivre pour ses Biscuits & Masse-pains, il m'en allégua deux, la premiere afin que sa Paticerie ne tint point a la Tourtiere, & qu'il la put séparer plus aisément sans l'endommager ; & la seconde & essentielle afin qu'elle ne prit point le gout du Cuivre, car il m'a dit naturellement & sans que je lui demandasse qu'il avoit expérimenté plusieurs fois qu'ayant oublié d'en mettre, ou que s'étant servi de papier fin faute d'autre qu'il n'avoit point trouvé sous sa main, sa paticerie & sur tout les Biscuits avoient contractés le gout aigre de l'airain.

N'ayant pas fait un long séjour

chez le Paticier j'entrai dans la
Maison voisine qui étoit celle d'un
Rotisseur & y remarquant une Lechefrite fort noire dans laquelle
tomboit le jus d'un Gigot, je ta-
xai le Maître de malpropreté, & lui
dis que par tout on se servoit de
Lechefrites de Cuivre estammées
& qui faisoient un des principaux
ornements de leur Batterie de Cuisine, a quoi il m'a répondu sans
hésiter qu'il sçavoit son Métier &
la raison pourquoi il préferoit une
Lechefrite de Fer a une de Cuivre,
quoy que mal-propre en apparence, mais d'ailleurs fort nette ayant
soin de la bien laver & nettoyer
d'abord qu'il s'en étoit servi, c'est
qu'elle valloit infiniment mieux
que les nôtres, qui gâtoient toutes les Sauces qu'on y faisoit sur
tout quand on y adjoutoit des E-
chalotes, & de la Ciboule & du
Vinaigre &c. ce qui n'arrivoit pas
dans la sienne.

Me promenant un jour sur le
Rampart il me prit envie de des-

cendre chez une Laitiere qui four-
niſſoit au Logis, j'y entray juſte-
ment comme elle trayoit les Va-
ches, dont elle faiſoit tomber le
Lait dans un grand ſçéau de Cuivre jaune fort propre & luiſant, &
aprés quelle eut fini ſa beſogne,
je lui dis que je ne m'eſtonnois pas
de ce que je le trouvois trés ſouvent
mauvais, & je l'aſſeuray en même
temps que ſi par la ſuite elle ſe
ſervoit de ſçéaux de bois, comme
je l'avois vû pratiquer dans pluſieurs endroits, tout le monde trouveroit ſon Lait meilleur, ce qu'il
y a de trés certain c'eſt que je
trouve toute la Laiterie de la Ville
de Lille & des environs d'un
gout infiniment plus agréable qu'a
Douay, ils ſe ſervent d'Uſtenciles
de Bois, cette Femme m'avoüa
naturellement que ſon Lait prenoit
un mauvais gout toutes les fois
qu'elle négligeoit de le tranſvaſer
d'abord a la ſortie de l'Ecurie dans
d'autres Vaiſſeaux de terre verniſ-
ſés & rangés dans ſa Laiterie.

Je soupçonne non sans fonde-
ment que le Fromage d'Hollande
& d'autres qui se verdissent & se
persillent si aisément lors qu'ils
vieillissent n'est que l'effet du verd
de gris que le Cuivre leur communique si visiblement, & pour ainsi
dire a découvert ; car il conste
que nul autre Pays ne met plus en
usage ce maudit metal qui y brille
partout, & jusques dans les Maisons de tous les gens de la Cam-
pagne.

Personne n'ignore aussi que les
Paysannes transportent sur leurs
testes garnies d'un bourlet de
grands Pots de Cuivre reluisants
remplis de lait a une distance
de plusieurs lieues, & que pendant
les grandes gélées elles viennent
par bandes au marché sur des pa-
tins en fendant l'air, & sans en
jamais perdre une goutte tant elles
sont adroites & faites a ce manege,
ce qui fait un spectacle fort agréable a voir, ainsi donc pendant ce
voiage le Lait a tout le temps de

s'empregner des mauvaises qualités du Cuivre; les femmes pouroi-
ent également se servir de Pots de
Fer battu qui ne péseroient pas un
huitieme de plus que celui de Cuivre, suivant l'expérience que j'ay
faite en pésant deux Marmites,
l'une de Cuivre & l'autre de Fer
battu d'un diametre égal, car le
Fer s'estend par le marteau pres-
que autant que le Cuivre.

Ce même soir étant prest a ren-
trer chez moy, je vis briller dans
la boutique d'un Epicier qui étoit
fort éclairée plusieurs Ustenciles
de Cuivre dont il se servoit pour
mesurer l'Huile & le Vinaigre (car
en ce Pays cy, on ne vend pas ces
Marchandises au poids, mais a la
mesure) & ayant demandé au Maître pourquoi il ne se servoit pas de
mesure d'Estain il me repondit que
l'Huile paroissoit plus belle dans le
Cuivre, & qu'il suivoit l'exemple
des autres, ayant pris une de ces
mesures qui étoit fort grasse & a-
près l'avoir examiné avec grande

attention, je m'aperçus vers le
haut où elle estoit en partie go-
dronnée une certaine crasse amon-
celée & même endurcie, de maniere que j'eus quelque peine de la détacher avec la pointe du Couteau.

Jettant les yeux sur plusieurs
Balances de Cuivre de différente
grandeur pendues au Croc & dans
lesquelles quoi que mal entretenuës
il pésoit son Sucre, son Fromage
& toutes sortes d'Espiceries indiffe-
remment, je ne pus m'empêcher de
dire au Maître Epicier qu'il empoisonnoit en quelque façon toutes ses
Marchandises, & je l'en ay même
convaincu sur le champ en lui faisant gouter certaine matiere assés
dure que j'en avois detachée du dedans des Bassins, & que nous com-
parasmes avec le Verd de gris même qu'il debitoit chez lui, & il
convient de n'y pas trouver une
grande difference ; voila donc le
Poison répandu aussi sur les Marchandises de l'Epicier.

J'etois assez content des décou-

vertes que j'avois faites & que j'a-
vois déja mifes fur le papier lors
qu'il me vint en penfée d'examiner
avec le même foin la maniere dont
fe faifoit le Pain, & la Bierre qui
font la bafe de toutes nos nourritu-
res, pour cet Effet j'allay chez
un Boulanger & dans l'endroit
deftiné a pétrir le pain j'y remar-
quai une Chaudiere de Cuivre non
eftammée, remplie d'une eau affez
chaude & propre a pétrir, qu'on
rempliffoit a mefure qu'elle fe vui-
doit & en la goutant j'y trouvay un
gout fauvage & défagréable qu'on
ne pouvoit attribuer a aucune autre caufe qu'à celle du Vaiffeau qui
étoit de Cuivre.

Quoy que je n'euffe pas beaucoup dormis la nuit ayant la tefte
remplie & échauffée de poifons,
cependant je me levay de bon matin pour aller chez mon Braffeur &
apprendre de lui comment fe faifoit la Bierre qui eft la boiffon ordinaire de tout le Pays-Bas, &
qui fuivant la fupputation que j'en

ay pu faire tient lieu de plus d'un
tiers de la nourriture de nos Ha-
bitans, étant donc entré dans fa
Brafferie, j'y remarquay une trés
grande Chaudiére de Cuivre, &
vis à vis & a peu de diftance une
grande Cuve de bois d'un même
diametre ou pareille ou à peu
près à celles dont on fe fert pour
la Vendange, ce Maître Braffeur
m'expliqua toute fa Manœuvre
pour faire la Bierre & me répondit
jufte aux queftions que je luy fis
à cet égard ; il me dit donc qu'-
ayant bien fait nettoyer & laver
à l'Eau chaude la Chaudiére &
fur tout vers fon fond ou il s'at-
tache une matiere ténace qui eft
proprement la groffe Lie de la
Bierre qui s'y eft épaiffie & qu'ils
appellent Camouffe, on l'emplit
d'Eau de Riviére qu'on y fait
boüillir pendant fix heures & qu'-
on tranfvafoit enfuite dans la
Cuve par le moyen d'une Cou-
liffe de bois & qu'à mefure quelle
couloit dans cette Cuve où on y

avoit mis le Houblon & le grain
germé & moulu , des Ouvriers
remuoient à force de bras ces matiéres avec de grandes Pefles jus-
qu'à ce que cette Eau fut imbuë
& fe chargea de la plus grande &
principale partie de la fubftance
du Grain, que pour lors on tranfvafoit & pour la troifiéme fois la
Liqueur dans la Chaudiére & où
on la faifoit encore boüillir pendant fix autres heures & jufqu'au
moment , auquel le Brafleur fort
attentif , s'apperçoit que la Bierre
a le degrez de Cuiffon convenable , & que pour lors il fe preffe
avec les Ouvriers pour la tranfva-
fer pour la quatriéme fois dans la
Cuve de bois qu'on a bien nettoyée
dans l'interval & où on la laiffe
refroidir à loifir , & fans qu'on
prenne garde au temps quelle y
repofe pour en emplir les Ton-
neaux.

Voicy les reflexions que j'ai faites
fur la Bierre & qui prouvent fuffif-
famment qu'il s'y fourre du Verd de

Gris dans la composition, ayant
pris entre les doigts de cette craf-
fe ou Lie de la Bierre du précé-
dent braffin & reftée au fond de
la Chaudiére ou elle étoit fort at-
tachée & l'ayant fenti & porté
fur la Langue, j'y trouvay un goût
& une odeur aigre & fort défagréable, & qui a dû fe communiquer aifément a l'Eau qu'on y
a verfée.

Le terme de fix heures qu'on
obferve fort régulierement & jufqu'a ce que le Braffeur connoiffe
felon l'experience que leau a fuffifamment bouillie avant de la tranf-
vafer dans la Cuve de bois, eft
encore une preuve que le Cuivre
peut lui communiquer quelqu'unes
de fes pernicieufes qualitez jufqu'a
un certain degrès au dela duquel
tout eft perdu, car le Maitre m'a-
voua que fi on la laiffoit boüillir
un quart d'heure de plus la Bierre
fe trouveroit gaftée. Il obferve
encore & avec la même régularité
le temps précis a l'egard de la

cuisson de la Bierre, en quoy con-
siste tout le secret de cet Art suivant leurs aveus.

Ne paroit il pas visiblement par
toute cette manœuvre pour faire
la Bierre que les mauvaises &
pernicieuses qualitez du Cuivre
luy communiquent les impressions
du Verdet, ce qu'on observe &
distingue très aisément lors quelle
est fort vielle ?

Si au lieu de Cuivre on se servoit de Fer battu pour la construction de ces Chaudiéres il en
couteroit beaucoup moins & ce
qui peut s'exécuter très aisément
& avec la même facilité que nos
Alambiques, qui se font de piéces
rapportées, car ces Chaudiéres
sont d'un grand prix, & durent
moins que ne dureroient celles de
Fer, puis que nos moyennes Marmites de Fer battu résistent plus
à la violence du feu qui les con-
somme moins que celles de Cuivre dont nous nous servions auparavant.　　　　　F I N.

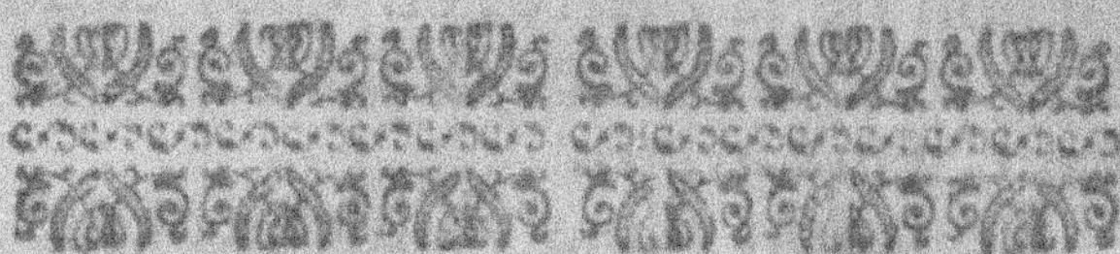

APPROBATION.

NOUS Souffignez prémier Medecin du Roy, & fon Confeiller d'Etat ordinaire, avons Lû avec attention la *Differtation* cy-deffus dreffée par Mr. BRISSEAU Medecin de l'Hôpital Militaire de Douay, fur les inconvéniens, & mauvais effets qui réfultent de l'Ufage des Uftenciles de Cuivre, & fur la préférence qu'on doit donner aux Uftenciles de Fer, dont la propofition luy a été faite par Mr. de la FOSSE prémier Chirurgien de la Reine, ordinaire du Roy, & Infpecteur Général des Hôpitaux Militaires, & il nous a paru que la préférence qu'ils donnent au Fer, eft établie fur des faits fi certains, des preuves fi évidentes, & fur des raifonnemens fi folides, que nous ne fçaurions que fort approuver le deffein de rendre cette *Differtation* publique. Donnée à Verfailles ce 6. Février 1743.

CHICOYNEAU.

APPROBATION.

NOUS Souffignez Conseiller d'Etat ordinaire & prémier Médecin de la Reine, Infpecteur Général des Hôpitaux Militaires & de l'Academie Royale des Sciences, Certifions avoir Lû avec attention la *Differtation* cy-deffus faite par Mr. BRIS-SEAU, Médecin de l'Hôpital Militaire de Douay pour faire connoître l'utilité des marmites & autres Uftenciles nécefîaires pour la préparation des Aliments & des Médicaments faites de Fer fondu & la préférence quelles doivent avoir fur celles qui font faites avec le Cuivre dont l'ufage eft fouvent fuivi d'effets très facheux fur tout quand on n'a pas une grande attention à les faire étammer fort fouvent, l'utilité des Uftenciles de Fer fondu propofée d'abord par Mr. de la FOSSE prémier Chirurgien de la Reine, & Infpecteur général des Hôpitaux de Fiandre & établie dans les Hôpitaux Militaires eft prouvée dans cette *Differtation* par tant d'expériences & par des raifonnements fi folides que j'en crû l'Impreffion très-utile au Public en foy de quoy j'ai figné le préfent Certificat. Donnée à Verfailles le 7. Février 1743.

J. HELVETIUS.

PERMISSION.

J'AY Lû & examiné le Livre intitu-
lé *Differtation fur les mauvaifes & pernicieufes qualitez du Cuivre emploïe pour la Conf-
truction des Uftenciles qui fervent a l'Ufage de
la Cuifine & de la Pharmacie, & des bonnes
& falutaires qualitez du Fer qu'on doit luy
fubftituer*, Compofé par Mr. BRISSEAU,
& n'y ai rien trouvé qui puiffe en arreter
l'Impreffion. Fait à Tournay le 23. Février 1745.

> Le *COUVREUR Delville Con-
> feiller Procureur Général de Sa
> Majefté.*

*Le Public eft averti que ceux qui vou-
dront fe procurer quelque-unes des Uftenciles
de Tole, ou de Fer battu mentionnees dans la
prefente Differtation, tant a l'ufage de la Pharmacie que de la Cuifine & autres, pourront
s'adreffer au Sieur BRUNET Marchand
Chaudronnier á la Cité d'Arras a Arras en
Artois, ou a Paris.*

ERRATA.

Page 7. de la Préface ligne 18. & 19.
Pnematique Lifez Pneumatique.

9 782329 222776